COMMENT ON SE DÉFEND

DE

L'ALBUMINURIE

PAR LE

Dʳ E. MONIN

de la Faculté de Médecine de Paris
Spécialiste pour les Maladies de la Nutrition
Chevalier de la Légion d'Honneur, Officier de l'Instruction publique

« Libellus mole parvus, gravis
« materie. »   BOERHAAVE.

Prix : 1 franc

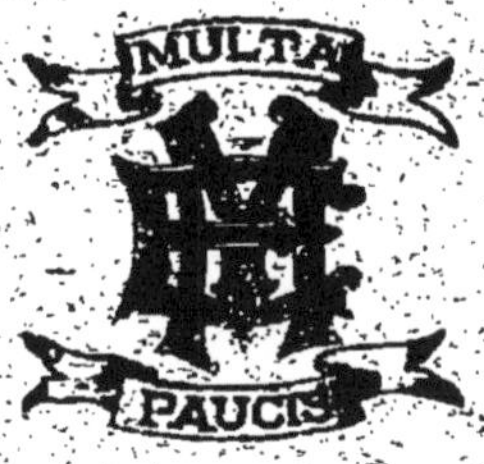

PARIS

L'ÉDITION MÉDICALE
29, RUE DE SEINE, 29

Tous droits réservés

COMMENT ON SE DÉFEND

DE

L'ALBUMINURIE

COMMENT ON SE DÉFEND

DE

L'ALBUMINURIE

PAR LE

Dr E. MONIN

De la Faculté de Médecine de Paris
Spécialiste pour les Maladies de la Nutrition
Chevalier de la Légion d'Honneur, Officier de l'Instruction publique

« Libellus mole parvus, gravis
« materie. »
BOERHAAVE.

Prix : 1 franc

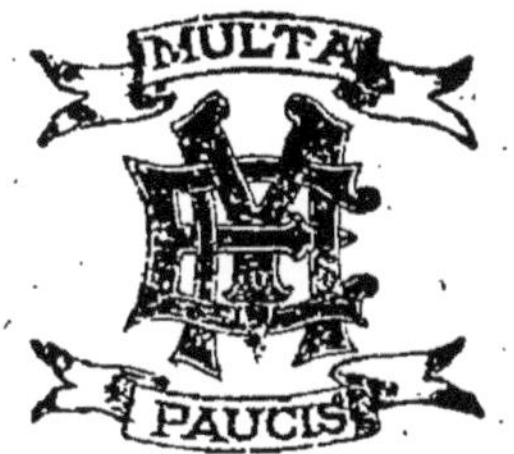

PARIS
L'EDITION MÉDICALE
29, RUE DE SEINE, 29

Tous droits réservés

AVANT-PROPOS

La question de l'albuminurie n'est pas l'une des plus claires de la médecine moderne. Cependant, en serrant de près la clinique, il est possible d'offrir au praticien et au malade intelligent une sorte de précis pratique, d'une utilité certaine. C'est ce que j'ai essayé de réaliser, en ces quelques pages de synthèse, qui montreront le rôle étendu joué par l'hygiène et par la thérapeutique, pour la cure d'un mal faussement envisagé comme au dessus des ressources de l'art médical.

Paris, 7, rue Royale, 1er septembre 1903

Dr E. MONIN.

COMMENT ON SE DÉFEND

DE

L'ALBUMINURIE

CHAPITRE PREMIER

Qu'est-ce que l'Albuminurie?

(Causes, définitions et variétés.)

L'albuminurie, qui est caractérisée par la présence de l'albumine dans les urines, n'est nullement une entité morbide en rapport avec des lésions identiques : c'est un *symptôme*, où l'état général joue souvent le premier rôle et qui implique toujours une vulnérabilité spéciale du rein.

L'albuminurie *normale* n'existe pas : toute présence d'albumine dans les urines est liée à un état morbide, quelle que puisse être l'apparente bonne santé du sujet. L'albuminurie sans néphrite s'explique par l'hypothèse de Semmola : troubles survenus dans la composition du sang, à la suite desquels l'albumine subit une modification chimique qui la rend *inassimilable* et en fait une substance *à éliminer*. Bon nombre d'albuminuries infectieuses s'installent ainsi, sans lésion rénale, du moins au début. (C'est dans ces cas que l'on peut adopter le mode de traitement récemment préconisé par Laffont et Lombard : ingestion d'une solution gélatineuse à 5 p. 100, à raison de 300 grammes par jour).

L'hérédité joue son rôle dans la genèse de certaines albuminuries : les enfants nés de mères éclamptiques y sont notoirement prédisposés, d'après Arnozan. En Angleterre, on a signalé des familles dont tous les membres étaient la proie d'un mal de Bright insidieux. Talamon a rapporté des cas, qualifiés de *fonctionnels*, survenus chez des adolescents appartenant à des familles où l'albuminurie frappait à coups redoublés. La prédisposition est due à un trouble nutritif parent de l'arthritisme. Pel a vu la néphrite transmise à trois générations successives et frappant dix-huit membres de la même famille.

Certains cas avec santé *apparente* sont dus aussi à des modifications mécaniques de la pression du sang dans l'appareil rénal. Si, dans ces cas, on proscrit la fatigue et le surmenage, si l'on supprime les causes de refroidissement, si l'on institue, pendant plusieurs semaines, le régime lacto-végétarien, si l'on procède au lavage régulier de l'intestin etc., on peut avoir, assez facilement, raison de ces albuminuries.

Il faut aussi noter certaines dispositions individuelles spéciales, que l'on appelle *idiosyncrasies*. Un exemple célèbre, à cet égard, fut celui de Claude Bernard, qui n'avait qu'à gober, à jeun, six œufs crus, pour devenir albuminurique. Stewart a aussi observé l'albuminurie à la suite d'abondante ingestion de noix. Un simple vésicatoire, une friction d'huile de pétrole, un badigeonnage iodé, un pansement à l'iodoforme, peuvent entraîner aussi l'albuminurie transitoire : il s'agit, alors, d'un coup de fouet probable, infligé à une néphrite *latente* et méconnue.

J'ai vu, trois fois, l'abus du bouillon, une fois, l'usage abusif de l'iodure de potassium, causer l'albuminurie fonctionnelle, par une sorte de congestion passagère probable du rein, chez des sujets dont la fonction dépurative du foie était notoirement insuffisante.

Bref, il faut le redire et le proclamer : tout albuminurique est un *perturbé*, un sujet en état d'incipiente morbidité. Que ce soit à l'issue d'un copieux repas, d'excessives sueurs, de bain trop prolongé, de violentes fatigues musculaires, il ne saurait être ni normal, ni indifférent *d'éliminer de l'albumine*. S'il existait, du reste, une albuminurie *physiologique*, céderait-elle, comme nous le voyons journellement, aux cures alcalines, aux courants de haute fréquence, au régime végétal, etc? — Non, assurément.

L'albuminurie *digestive* est une variété fonctionnelle due à la dyspepsie, à la dilatation d'estomac, à l'hypocondrie et surtout au gros foie. L'urine présente, alors, moins d'un gramme d'albumine par litre et le *maximum* d'élimination coïncide toujours avec le *minimum* de travail digestif : de plus, les urates et phosphates sont en excès et la présence des peptones est presque constante. Les malades accusent de la fatigue, de l'irritabilité, de l'inaptitude au travail, des vertiges, palpitations, intermittences du cœur, une soif habituelle, une apparence anémique. L'auscultation révèle un *bruit de galop* au cœur.

Trop souvent, on prend ces malades pour des neurasthéniques et on leur impose un régime et un traitement qui les aggravent et souvent même les transforment en des brightiques *incurables*. Avec le régime des *dilatés*, la strychnine avant les repas et l'acide chlorhydrique après, le lavement froid quotidien, le calomel une fois par semaine, on les améliore et on les guérit. Songeons que près du quart des dilatés est albuminurique par fermentations vicieuses (je l'ai vérifié, depuis vingt-cinq ans, dans ma pratique de tous les jours, par l'analyse, systématique, des urines de tous mes clients). Chez les gros mangeurs, les combustions imparfaites n'irritent-elles pas le rein par leurs décharges constantes de toxines et d'urates, inévitables fumerons d'une combustion incomplète, dans un fourneau organique à tirage insuffisant ? Chez tous les dyspeptiques, d'ailleurs, le foie et l'intestin sont en butte à des troubles habituels, qui, en dernière analyse, retentissent forcément sur le filtre rénal.

L'albuminurie consécutive à l'exercice (constatée par Leube chez 19 soldats sur 119, à la suite d'une longue marche) s'explique par l'augmentation de la pression sanguine, sous l'action de la contraction musculaire, ainsi que par la dépense nerveuse et par la formation de produits excrémentitiels congestionnant le rein. Les jeunes soldats, cyclistes, cavaliers, chasseurs, etc., sont enclins à cette albuminurie *de fatigue*, curable par le repos, les laxatifs, la théobromine (1 à 2 grammes par jour), le régime lacto-végétarien, les bains sulfureux salés et les frictions.

A propos de bains, remarquons ici, la fréquence de l'albuminurie consécutive aux bains froids. Elle apparaît, rapide et légère, et s'enfuit, après quelques heures, comme une sorte de manifeste réflexe, à point de départ tégumentaire. Je suis convaincu que l'usage banal de l'hydrothérapie froide à domicile, de même que celui du *tub* froid en Angleterre et du bain de vapeur sèche, dans certains pays d'Orient, sont des causes assez fréquentes d'albuminurie, chez les personnes prédisposées.

Il existe aussi une albuminurie *de crois-*

sance, due à un travail d'assimilation cellulaire et de dépuration rénale exagéré. Toute nutrition intensive surmène le rein ; mais chez les jeunes gens, l'organe est insuffisamment *adapté* et la néphrite survient, comme chez les goutteux, par irritation des éléments du rein. Les fatigues musculaires de l'enfance favorisent, du reste, la néphrite, en jetant dans le torrent circulatoire les résidus de la désassimilation musculaire et en poussant à la mollesse du cœur. Les enfants nerveux, dyspeptiques, phosphaturiques, sont les plus désignés par la prédisposition brightique : cela est d'observation courante.

Parmi les albuminuries *intermittentes,* il faut isoler deux types bien différents. L'un *cyclique* (mal de Pavy) où l'albumine apparaît à une certaine heure, diminue et disparaît, indépendamment de la fatigue et de la digestion ; l'autre qu'influence seulement la station debout (alb. *orthostatique* ou *posturale* des Anglais).

Dans le mal de Pavy, l'albumine existe souvent le matin et est absente le soir : ce qui légitime l'usage de la quinine, de l'antipyrine. La vie au grand air, la cessation du travail intellectuel, la cure d'altitude, l'exaltation des fonctions de la peau, le régime mixte, avec les toni-digestifs, sont alors indiqués. Le mariage, le militarisme, l'assurance-vie sont compatibles avec cette forme d'albuminurie, bien que je l'aie vue s'aggraver plusieurs fois par le régime animalisé et par la fatigue. Voici une formule qui m'a donné, en six semaines, la guérison d'un cas, très ancien déjà, de maladie de Pavy :

    Sirop de boldo   300
    Bromure de strontium   20
    Acétate de potasse   10

(Cuillère à soupe avant le repas).

CHAPITRE II

Sur diverses formes d'albuminuries.

On nomme albuminurie *orthotastique* celle qui n'apparaît que dans la station debout, pour disparaître dans le décubitus horizontal. Cette albuminurie *de posture* s'observe chez les jeunes gens sains, bien qu'un peu névropathes et anémiques. Elle n'est influencée ni par le régime, ni par la diète lactée, ni par la fatigue. Les symptômes se réduisent à un peu de mal de tête, avec vertiges. C'est fortuitement qu'elle se découvre : parfois, elle coïncide avec d'autres troubles vaso-moteurs, rhume de foin, cyanose des extrémités. Car c'est un mal congestif ou *fluxionnaire* du rein, à la faveur duquel l'urine renferme de la *sérine* transsudée (jamais plus d'un gramme) avec des sels en abondance : phosphates, chlorures...

Apanage de la jeunesse, cette forme est *bénigne* et guérit aisément, lorsqu'à l'aide de fortifiants de tous ordres, on s'ingénie à accroître le poids du sujet, toujours *grand et maigre*, souvent atonique de l'estomac, entéroptosique ou *scoliotique* (dévié de la colonne vertébrale). Parfois aussi, la mobilité du rein nous explique la stase du sang et nécessite le port d'une bonne ceinture, pour mener à bien la guérison. Ajoutons-y le séjour à la campagne ou à la mer et les cures par les agents physiques.

L'albuminurie des fièvres graves disparaît souvent avec elles. La scarlatine est, 50 fois pour cent, la cause de cette variété, dite *résiduale*, produite aussi par la rougeole, la variole, la varicelle et même la vaccine. Au cours de la diphtérie, elle est surtout passagère : on a accusé le fameux *sérum* de la provoquer, ce qui n'est pas bien certain.

La grippe, l'état puerpéral, l'érysipèle, le paludisme, la tuberculose, créent aussi la néphrite infectieuse. Tessier décrit un type *matinal*, prémonitoire de la phtisie, et qui précède, parfois de quelque temps, les manifestations pulmonaires.

Dans le rhumatisme aigu et la fièvre typhoïde, l'albuminurie, même notable, est assez la règle et disparaît avec le mal qui l'a causée. Le cancer, la leucémie, créent une albuminurie *de dégénérescence*, liée surtout à l'altération du sang. L'hérédité de ces états morbides pèse souvent, lourdement, sur les sujets dont la néphrite évolue vers la chronicité. L'albuminurie n'est pas rare chez les diabétiques ; elle est due surtout à l'irritation du rein par le sucre et commande un régime lacté mitigé, avec suppression de la viande en grande partie.

Chez l'enfant, l'eczéma et l'impétigo causent la néphrite par infection cutanée ; les brûlures et les dermatoses diverses (la gale même) agissent aussi dans un sens analogue.

Faisons une place à part à la néphrite syphilitique précoce, survenant de deux à six mois après le chancre primitif, et rare après la première année de l'infection. L'albumine y atteint des taux énormes : 10 à 15 grammes par litre: le début est brusque : la durée de deux à trois mois. Quand la mort en est la résultante, elle n'a pas lieu par urémie, mais plutôt par infection générale. Le régime lacté féroce, l'iodure et le mercure à faible dose constituent les bases du traitement. Je donne, trois ou quatre fois par jour, dans une tasse de lait, une cuiller à café de :

```
Sirop iodo-tannique. . . . . . . .   150
   —    de Gibert. . . . . . . . .    60
Extrait de quinquina . . . . . .      10
Iodure de strontium. . . . . . .       8
      M.
```

S'il s'agit de syphilis rénale tardive (due à une gomme ou à une sclérose), on prescrira un régime lacto-végétarien, avec l'emplâtre de calomel sur la région lombaire et l'iodure de strontium à la dose de 2 grammes par jour.

On a décrit ainsi une forme *gonococcique*, survenue au cours de la blennorragie ; mais elle n'est pas bien démontrée. Doyen décrit enfin une variété d'albuminurie qui coïncide avec le fibrôme utérin et disparaît après l'opération.

Pendant les trois derniers mois de la grossesse, il faut examiner l'urine des femmes tous les quinze jours, surtout s'il s'agit de *primipares*. La stase du sang et les compressions nous expliquent les albuminuries de la grossesse : si elles dépassent 2 p. 1000, il faut parer au péril d'éclampsie par le régime lacté exclusif, les laxatifs fréquents, bains prolongés, saignées même, si la femme est à même de les supporter. Quant à l'albuminurie qui succède à la délivrance, elle disparaît, ordinairement, par les toniques et le régime lacté.

Sous le nom de *chloro-brightisme*, Dieulafoy a décrit une albuminurie légère, survenant au cours de la chlorose, s'accompagnant de besoins fréquents d'uriner, doigt mort, démangeaisons, crampes, vertiges, troubles des sens, secousses électriques au moment surtout de s'endormir, grande sensibilité au froid, saignements de nez le matin, œdèmes fugaces des paupières et des malléoles. Les préparations martiales (et notamment l'iodure de fer) amendent et guérissent le chloro-brightisme.

Le rein élimine, parfois, des substances toxiques pour ses cellules délicates : l'alcool, la cantharidine, le phosphore, les diverses leucomaïnes ou

2

ptomaïnes du gibier faisandé, les toxines des fermentations morbides de la dyspepsie (le tube digestif n'est, on le sait, qu'un *long laboratoire de poisons*).

L'albuminurie *mercurielle* s'observe chez ceux qui abusent des frictions et des injections sous-cutanées hydrargyriques, actuellement très à la mode. Le lait est le puissant remède de toutes ces néphrites : il est éliminateur et, de plus, il fournit le *minimum* de toxines. C'est un *ami du rein*. Insistons aussi sur le rôle préventif et curatif de l'asepsie digestive bien comprise (laxatifs, lavements, charbon, acide chlorhydrique, etc.)

La néphrite *saturnine* représente l'un des épisodes de l'empoisonnement par le plomb. Je l'ai souvent soignée chez des peintres ou chez des typographes. Mais que de fois doit-elle passer inaperçue, si l'on songe à la fréquence de l'empoisonnement *accidentel* et non professionnel par les sels plombiques ? Les bains sulfureux (suivis de bains alcalins et savonneux, pour enlever le sulfure noir de plomb qui se forme sur la peau), le régime lacto-végétarien, la révulsion lombaire par les ventouses sèches, l'iodure de potassium 15 jours par mois et l'iodure de fer les 15 autres jours : telles sont les grandes lignes du traitement de l'albuminurie saturnine.

La néphrite *a frigore* (albuminurie par coup de froid) s'annonce par une hydropisie brutale, progressive et généralisée, une urine rare, rougeâtre ou couleur feuille morte, dans laquelle le microscope signale du sang et des cylindres du rein; peu de douleurs, peu de fièvre. Il s'agit, le plus souvent, d'un état *latent*, mis en éveil à l'occasion d'un coup de froid. Le rôle du froid consiste probablement à modifier les conditions de vitesse et de pression du sang dans les vaisseaux du rein : le froid favorise aussi l'empoisonnement du sang, en diminuant la résistance aux microbes (*phagocytose*) : voilà de quoi expliquer les phénomènes aigus survenant chez un sujet affligé d'une néphrite ignorée et chronique, alcoolique ou artério-scléreuse généralement.

L'état aigu persiste trois ou quatre semaines, après lesquelles l'urine redevient pâle, mousseuse, abondante, d'une densité faible, avec beaucoup moins d'albumine. Le malade, alors, sensible au froid, est en état permanent d'*insuffisance rénale*, en imminence d'*urémie*, avec crises intermittentes de diarrhée et de vomissements, bruits de galop au cœur, etc.

La congestion est l'élément capital de cette variété de néphrite. Les ventouses scarifiées lombaires répétées, le lait coupé de Vals-Précieuse, quelques potages maigres et purées de légumes, un peu de pain, un œuf par jour, tel est le régime et le traitement.

Comme médicaments, je donne, matin et soir, un cachet composé de 0.50 de salicylate de soude et 0.50 de benzoate de lithine. Au milieu de chaque repas, un cachet avec 0.30 d'extrait sec de quinquina, 0.30 de tanin pur et 0.30 d'extrait de cachou. S'il y a beaucoup de sang dans les urines, je fais prendre, deux ou trois fois par jour, dans un peu d'eau, dix gouttes de la solution de perchlorure de fer à 30 degrés.

En cas de vomissements faciles, il faut donner le lait en lavements, la glace par la bouche, l'oxygène en inhalations et conseiller le séjour au lit prolongé. Il faut aussi faire de la révulsion sur les lombes, y maintenir des compresses d'alcool camphré ou y pratiquer des badigeonnages répétés avec un mélange d'alcool absolu, de tanin et de salicylate de méthyle à parties égales.

La forme de néphrite dite *interstitielle* est la plus insidieuse, parmi les albuminuries. Elle se traduit, à sa période confirmée, par l'hypertrophie du cœur, le retentissement claqué du bruit diastolique à l'auscultation, les palpitations, le pouls dur et bondissant, l'essoufflement, l'insomnie, les démangeaisons, fourmillements, crampes, etc... Parmi les symptômes larvés, il faut aussi ranger les accès d'asthme, trop souvent envisagés comme purement *nerveux*...

L'*artério-sclérose* est la cause lente, mais sûre, de la néphrite interstitielle. Aux lésions vasculaires et conjonctives du rein, les excès de table, la dyspepsie, le surmenage viennent ajouter leurs causes d'auto-intoxication latente. C'est ainsi que, graduellement, la néphrite *s'épithélialise* (Charcot)

et s'étend au parenchyme du rein. Il est certain,
d'aillleurs, que le rhumatisme, la goutte, le dia-
bète prédisposent singulièrement à cette irritabilité. L'albumine urinaire est alors, le fait, non de
la sclérose, mais de l'inflammation des canali-
cules, sous l'influence de cristaux uriques, par
exemple : si ces cristaux écorchent la muqueuse,
la présence du sang se constatera dans les
urines.

Certaines néphrites *infectieuses*, principalement
celles de l'érysipèle et du rhumatisme, offrent les
plus grandes chances de guérison. Il en est ainsi
des formes intermittentes ou occasionnelles dues
aux mauvais régimes, à la fatigue. L'intégrité du
cœur, la normalité de la pression artérielle constituent alors des signes favorables. Mais l'épreuve
du méthylène et la recherche de la toxicité urinaire fournissent au praticien des renseignements
bien plus précis sur l'état du filtre rénal. Parfois,
en dépit même de l'infectiosité, la perméabilité
du rein reste excellente : c'est la néphrite *par-
cellaire* de Cornil. La toxicité urinaire est le fait
de la xanthine, des leucomaïnes, des toxines albu-
minoïdes incristallisables, parfois des sels potas-
siques. Plus la toxicité des urines diminue, moins
le rein est normal, plus il y a insuffisance du
filtre et danger de rétention dans le sang des
substances excrémentitielles.

Après cinquante ans, l'albuminurie est toujours
grave, si elle est tant soit peu forte (3 à 4 gr. par

litre), et s'il y a élimination journalière de 2 à 3 litres d'urine pauvre en urée et en matières minérales. Une petite quantité d'albumine, avec beaucoup d'urée et de phosphates, est d'un pronostic plutôt favorable. Si l'albumine croît sensiblement après les repas, le mal est plus fonctionnel qu'anatomique. Enfin, les troubles visuels (rétinite) signalent souvent la gravité de la dégénérescence, ainsi que le mal de tête prononcé et les signes d'*urémie*, que nous exposerons plus loin. La présence des cylindres dans les urines examinées au microscope n'a pas grande valeur, puisqu'on en trouve dans l'urine des coureurs de bicyclette (Leube).

CHAPITRE III

Régimes des albuminuriques.

Le régime lacté jouit d'une ancienne réputation contre l'albuminurie. Son grand mérite est d'obvier à l'insuffisance rénale, de faire tolérer la lésion. Si forte qu'elle puisse être, la perte d'albumine n'est jamais un grand danger : le danger réside dans l'imperméabilité rénale, qui enferme dans le sang les toxines les plus redoutables.

Le lait pousse aux urines sans irriter le rein, et tout en alimentant suffisamment les malades. Il diminue l'albuminurie, élimine l'urée et les autres principes fixes et modère le microbisme intestinal, d'où partent si volontiers les menaces urémiques.

Pour la ration d'entretien d'un adulte au repos, 3 à 4 litres de lait par jour représentent la dose nécessaire et suffisante. Mais ce n'est que peu à peu, après huit jours au moins, qu'il est prudent d'atteindre ces doses. Il faut fractionner, le plus possible, l'alimentation lactée. L'addition d'un peu de café, de chocolat, de sel, les variantes de lait de chèvre et d'ânesse, koumys et kéfyr, sont alors souvent utiles. Quant à l'écrémage, il est fréquemment indiqué, pour assurer la digestibilité du lait.

Il est bon aussi, après chaque tasse, de se rincer la bouche avec une gorgée d'eau de Vals-Précieuse, que l'on avale ; on prévient ainsi la saburre des premières voies et les fermentations buccales. S'il y a intolérance gastrique, on a recours au lait glacé ; intestinale, au lait additionné d'eau de chaux. La constipation est combattue par les lavements de sulfate de soude, l'usage des pruneaux cuits au séné, etc.

Le régime lacté intégral sera continué aussi longtemps que l'albumine urinaire diminuera comme quantité. Dès qu'elle restera stationnaire (généralement après six à huit semaines), on passera au régime mixte, sauf à revenir, de temps à autre (si besoin est), à l'alimentation lactée absolue.

Luttons toujours contre la mauvaise habitude de boire du lait à larges rasades. En le buvant à petites gorgées, le malade fractionne, pour ainsi dire, *avant la lettre*, les lourds caillots de caséine : il évite ainsi les pesanteurs d'estomac et obstructions d'intestin.

La pénurie du lait en matériaux azotés l'empêche de suffire longtemps au parfait entretien de notre machine. Utile, indispensable même, dans la néphrite aiguë, il n'est plus qu'accessoire dans les formes chroniques exemptes de signes prononcés d'altération rénale. S'il veut persister dans une exagération lactée systématique, le malade s'anémie, se cachectise même, *tout en demeurant albuminurique*. Son estomac, irrité sans cesse par des fermentations, s'affaiblit et se dilate. La tension de ses vaisseaux augmente et ses forces déclinent, le lait lessivant et drainant, peu à peu, tous les tissus, dont il dissout la charpente saline et subtilise l'azote organique. Bref, toute la nutrition souffre, ainsi que la circulation, devenue irrégulière et palpitante. Ce fâcheux tableau se modifiera, si l'on recourt, à temps, au régime *mixte* : potages maigres, farineux, végétaux frais, fruits cuits, viande tendre et fraîche, rôtie ou braisée. N'est-il pas toujours loisible de revenir à l'absolutisme de la diète lactée (un *pis aller*, au demeurant, sans calembour), s'il survient une poussée d'albumine, un déficit d'urine, une hématurie ou bien certains prodomes urémiques ?

Évitons, surtout, l'abus du lait chez les tuberculeux et dans les cas d'affaiblissement du cœur. On se contentera, alors, du lait en boisson et en potages, accompagné de pain beurré, soupes à l'oignon et à la crème, légumes frais en purées, macaroni et riz, fruits cuits, crèmes renversées et fromages frais.

On insistera avec raison sur les légumes verts, notamment sur les épinards, qui ont l'avantage d'être riches en fer, métal qui manque dans le lait (c'est pourquoi la diète lactée anémie).

Chez les scléreux (néphrite interstitielle), il

faut surtout redouter la tension sanguine excessive causée par l'excès de l'aliment liquide : elle prélude, en effet, souvent à des troubles cardiaques. Enfin, si l'on constate de grosses pertes d'albumine (25 à 30 gr. par jour), on ne craindra pas de remédier, par une nourriture riche et même par des toniques alcoolisés (bordeaux, champagne), à ces débilitantes saignées.

Parmi les aliments les plus nutritifs et les moins dangereux, signalons : le fromage frais, la crème, le beurre, autant de dérivés du lait ; l'huile d'olives, le pain grillé, les pâtes de bonne qualité, les gruaux de céréales, les pois, fèves, haricots, lentilles *de date récente et de bonne conservation*, le chocolat, certaines pâtisseries de fabrication louable. On évitera naturellement les boissons qui recèlent de l'alcool concentré ; pour ma part, j'ai toujours conseillé avec avantage, dans les cas chroniques, l'usage du bordeaux vieux, étendu de trois quarts d'infusion de thé : manière agréable d'absorber du tannin utile et de tonifier en désaltérant, sans irriter le rein. Je redoute beaucoup plus le cidre et la bière, à cause de leurs matières extractives, plus à craindre encore que l'alcool, peut-être, chez les albuminuriques.

On devra s'efforcer d'adopter pour la table de l'albuminurique le mode de préparation culinaire le plus digestif. Les hachis, pulpes, purées, crèmes et bouillies sont toujours d'une digestibilité plus assurée et d'une assimilation plus certaine. On choisira, parmi les viandes, les *gélatineuses*, pauvres en albumine : pieds de mouton, pieds, jarrets et tête de veau, ris de veau, poulet de poulailler (et non poulet *ayant couru*, riche en toxines musculaires), cochon de lait, jambon frais, jambonneau, augmentent peu ou point l'albumine, si l'on en use avec modération. Le pigeon, les cervelles sont aussi recommandables, à la condition d'éviter toutes les sauces relevées. Frenkel recommande les rognons de mouton, pauvres en azote, qui renferment, dit-il, un extrait antitoxique bien établi. Ce sont aussi les végétaux mucilagineux (orge, riz, choux-fleurs marrons, etc.) qui donnent le moins lieu à des pertes d'albumine. On utilisera pour les préparations culinaires, le beurre frais, le jaune d'œuf, le bouillon de poulet, afin de ne pas employer toujours le lait qui pourrait finir par dégoûter le malade. Le pain complet, les biscuits secs, les pâtes de blé dur (macaroni, lasagnes, pâtes de taganrock, etc.) sont particulièrement recommandés. Si, d'après les renseignements des analyses d'urines, on avait certaines raisons de se méfier des œufs, il faudrait donner deux jaunes pour un blanc et recommander les crèmes renversées au café, au chocolat, au caramel.

Pour parler franc, en dehors de chaque personnalité morbide, les règles fixes n'existent guère. La meilleure méthode consiste à recourir à la diète lactée, d'abord ; dès que l'albumine, après avoir diminué, tend à demeurer stationnaire, on adjoindra les végétaux, en notant les variations produites. Dès que le régime végétal cesse de faire gagner du terrain, on essaiera la viande, tout en restant les yeux toujours fixés sur la courbe albuminurique. C'est ainsi qu'on peut libeller le régime avec quelque raison. L'œuf semble créé pour servir de transition entre le régime lacto-végétarien et le régime végéto-carné. Le poisson augmente souvent l'albumine. Enfin, parmi les viandes, on observe que le veau et le bœuf conviennent souvent mieux que le poulet et le mouton. Le jeune porc et l'agneau sont de bonnes viandes.

Mais les malades ne réagissent jamais semblablement ; aussi, tout albuminurique doit être observé avec attention et scrupule.

C'est l'observance assidue d'un régime rationnel qui retarde le mieux l'inévitable échéance du règlement de l'hypothèque organique. Sachons, surtout, faire renoncer les malades aux aliments irritants pour le parenchyme rénal ou pour l'épithélium. Les épices et condiments (poivre, moutarde), les conserves, salaisons, viandes fumées, le radis, l'oseille, le raifort, la tomate, l'aubergine, la rhubarbe, les noix, sont parfois aussi néfastes que les spiritueux. La viande rôtie et grillée (le mouton, surtout) a souvent une influence déplorable. Il en est de même de certains légumes étrangers à la région et qui, par l'ancienneté de la cueillette, renferment des toxines de décomposition, absolument comme le gibier et même la volaille (trop souvent consommés plusieurs jours après le sacrifice de la bête). Le bouillon de bœuf et les extraits de viande, les gros poissons, si riches en matières extractives, lèsent, on ne peut plus gravement, les épithéliums du rein, surtout chez les malades atteints de la néphrite interstitielle. Pour ne pas être toxique par ses alcaloïdes, le poisson doit être mangé au sortir de l'eau.

Ces malades, ordinairement goutteux et gros mangeurs, ont, d'ailleurs, le tort grave de ne point consentir à *se priver* : et cela, sous le fallacieux prétexte qu'ils rendent si peu d'albumine ! Cependant, le mauvais régime accroît chez eux l'insuffisance rénale : il leur nuit, parfois, autant par sa quantité exagérée que par sa mauvaise qualité, à cause de la pression sanguine exagérée et de l'hypertrophie du cœur entraînées par la surabondance répétée des sucs nutritifs qu'il apporte à l'organisme.

CHAPITRE IV

Traitements — La prévention de l'Urémie.

Passons, maintenant, à l'exposé du traitement proprement dit.

Il faut l'appliquer de bonne heure et pour cela, dévisager la forme exacte de l'albuminurie à traiter. Ce n'est pas toujours facile, les symptômes étant, en réalité, assez inconstants. Une faiblesse générale, avec inaptitude au travail, céphalée prononcée, étourdissement, douleurs lombaires, mettront souvent sur la voie de l'analyse. *A fortiori*, si les chevilles se gonflent, le soir ; si les paupières s'infiltrent, le matin ; si les fonctions visuelle et auditive perdent de leur acuité ; si les palpitations sont fréquentes, les urines pâles, abondantes et mousseuses, d'une odeur de poisson gâté ; si, enfin, des crises de vomissements ou de diarrhées, suivies d'améliorations notoires dans l'état général, témoignent d'éliminations toxiniennes par la muqueuse *vicariante* du tube digestif. Les signes de la néphrite interstitielle, en dehors de l'albumine (qui peut manquer au moment de l'analyse) sont : un cœur gros, avec bruit de galop ; un pouls tendu, dur, rapide ; de fréquentes envies d'uriner la nuit (urines comme de l'eau) ; de l'oppression nocturne et la difficulté de se livrer à un effort ; un affaiblissement général. L'âge est entre 40 et 50 ans généralement. L'hypertrophie du cœur avec dyspnée d'effort et bruits de galop habituels ; surtout les altérations de la rétine, la céphalée tenace, avec vertiges et insomnies, indiquent souvent la proximité d'une issue funeste.

Je répète qu'il est élémentaire de respecter les crises de diarrhée et de vomissements, prototypes de la thérapeutique *providentielle* : on ne guérit pas un remède ! Ne nous acharnons point, non plus, contre les œdèmes, moyens de défense naturelle qui parent, jusqu'à un certain point, à l'emprisonnement urémique. Contentons-nous, contre eux, des toniques du cœur et des légers massages.

Il est bon d'examiner à fond l'appareil urinaire des albuminuriques ; j'ai vu souvent des prostatites, des calculs du rein, devenir les points de départ et comme les épines irritatives de la dégénérescence néphrétique confirmée. Il faut surveiller aussi, de près, le cœur et le cerveau, exposés aux complications. On épargnera certains médicaments, dangereux pour l'intégrité du filtre rénal : l'iodoforme, le calomel et les autres sels mercuriels, l'éther, même en injections sous la peau ; les sels de potasse, la spartéine, le chlorate

de soude, la phénacétine et l'antipyrine ; la té-
rébenthine, la morphine, la créosote, les vésica-
toires à la cantharide, bien que Lancéreaux ait
préconisé la teinture de cantharides, à 10 ou 15
gouttes par jour, dans la néphrite épithéliale avec
rareté des urines.

Dans la néphrite chronique, on pourra donner
l'alcool nitrique (10 gouttes avant les repas) et la
théobromine (1 à 2 gr. par jour pendant quelques
jours) pour relever la diurèse. Le tanin, les ventouses lombaires répétées, le lait d'ânesse en
boisson préservent contre les poussées aiguës.
Van Noorden a pu amender certains symptômes
graves (et jusqu'à la rétinite elle-même) en diminuant graduellement les aliments liquides, afin
de soulager le cœur et de retarder, ainsi, les plus
sinistres effets de la sclérose du rein.

Voici comment je traite la néphrite épithéliale.
Je donne, chaque jour, dans deux litres de lait,
4 gr. de lactate de strontium. En commençant
chaque repas, une pilule :

Ergotine..................... 0 gr. 10
Fuchsine..................... 0 gr. 05
Strychnine................... 0 gr. 002
    M. pour une pilule.

Quand le régime lacté est supprimé, je remplace
le lactate de strontium par le bromure de lithium,
0 50 par jour, en deux fois, ou par les cachets :

Benzoate de lithine........   ⎫
Benzo naphtol.............   ⎬ ââ 0 30
Bétol....................   ⎪
Sel de Vichy-État........   ⎭
M. pour un cachet; 2 par jour.

Dans la néphrite interstitielle, je donne, une fois par semaine, au matin, une bonne purgation (15 grammes d'eau-de-vie allemande). Vingt jours par mois, selon la méthode de Huchard, je fais prendre au déjeûner 0 gr. 50 d'iodure de calcium et au dîner, 0 gr. 50 de benzonaphtol.

En pratiquant l'opération du rein mobile, plusieurs chirurgiens observèrent la disparition ultérieure d'une albuminurie anciennement concomitante. Appuyé sur ces faits, Harrison préconisa, en 1896, l'incision du rein, pour diminuer la tension sanguine exagérée dans la substance corticale. Bientôt après, Pousson, de Bordeaux, par une statistique de 11 guérisons sur 15 opérés, prouva la bénignité relative de la *néphrotomie*, pratiquée d'urgence au cours de certaines néphrites graves. Israël, Loumeau et d'autres éminents confrères se proclamèrent partisans convaincus de ces audacieux empiètements de la chirurgie *modern style* sur la vieille médecine traditionnelle.

Roosing considère qu'il est des néphrites unilatérales infectieuses et des néphrites à lésions partielles, limitées, qui justifient la libération chirurgicale du rein : incision avec drainage, résection des parties malades, néphrectomie unilatérale. Il rapporte 17 observations à l'appui de ses assertions, très analogues à celles de Pousson. Ce dernier relève 33 opérations sur des brightiques avec 2 décès seulement : l'intervention est donc peu meurtrière. Souvent c'est la tension vasculaire qui compromet la fonction normale et la vitalité du rein : l'incision seule de la capsule suffit, alors, pour sauver la situation et assurer la réussite entière du régime et du traitement médical, hélas ! impuissants.

Edebohls, de New-York, après avoir traité, avec succès, le rein mobile par la néphropexie (suture du rein) et par la décortication, opéra ainsi, en 1900, 18 cas de néphrites chroniques, la plupart avancés. Il vit 8 de ses opérés guérir de leur albuminurie (avec *cylindrurie*) quatre mois et demi, en moyenne, après son intervention. Il explique ces cures *anatomiques* par la formation d'adhérences fixatrices riches en vaisseaux artériels. Tout en nous méfiant de certaines cures apparentes, qui ne sont que des rémissions, il faut aussi admettre des cas de néphrite interstitielle unilatérale justiciables de la néphrotomie, opération relativement bénigne, de nos jours.

Comment affirmer la guérison parfaite ? La pierre de touche est le régime. Chez un albuminurique mal guéri, le bouillon de bœuf, le poisson de mer, le rôti de mouton, le canard, le poulet bouilli, les viscères ou tripes (riches en nucléines), le vin pur et les liqueurs exciteront le retour de l'albumine. Je conseille souvent, comme repas d'épreuve : consommé aux œufs pochés, saumon grillé, chevreuil rôti ou faisan en chaud-froid, fromage de Brie ou de Camembert, vin de Bourgogne pur. Six heures après, j'analyse les urines : si elles sont indemnes d'albumine, la guérison est infiniment probable.

Il faut aux albuminuriques un air pur, auquel on peut, dans une certaine mesure, suppléer par les inhalations d'oxygène et les bains d'air comprimé, si le client est obligé d'habiter la ville. Les massages généraux, les frictions sèches et humides, les bains de vapeur, térébenthinés, salés, carboniques, sulfureux, alcalins, etc., la mécanothérapie ou gymnastique suédoise, le régime vestimentaire à la fois chaud et léger, à base de laine et de flanelle, assureront le bon fonctionnement de la peau. Trois fois par semaine, on recommandera deux ventouses sèches lombaires, suivies d'une onction avec la pommade de pilocarpine à 1 0/0 : excellente ordonnance pour décongestionner les reins.

Les lavages antiseptiques de la bouche, matin et soir, éviteront le déchaussement des dents par périostite et amélioreront la pharyngite sèche, fréquente chez les brightiques. Les rapports génitaux seront réduits à leur *minimum* ; chez l'homme, à cause de la débilité qui en résulte ; chez la femme, à cause des dangers inhérents à une grossesse possible. On évitera les exercices prolongés ou excessifs, les trépidations du chemin de fer, de la bicyclette et de l'automobile, ainsi que l'exercice du cheval, qui dispose à la congestion des reins. Le meilleur des exercices est encore une promenade à pied, d'allure modérée.

Une habitation au midi, dans un climat doux, d'altitude en été, sec et ensoleillé, en hiver, s'impose au brightique. En été, il n'a guère que l'embarras du choix, pour s'établir à 8 ou 1.200 mètres. En hiver, l'Egypte est à peu près le seul climat favorable : si l'on ne peut effectuer ce lointain déplacement, on fera bien d'adopter alors le séjour au lit, pendant les plus mauvais jours de la mauvaise saison. Palerme, Naples, la Riviera, Pau, Montreux, Méran, etc., constituent de bons climats d'automne et de printemps : ce ne sont pas des climats d'hiver.

Les cures de raisin et de petit-lait conviennent à l'albuminurique ancien, débilité, dyspeptique, urinant peu. Parmi les cures d'eaux, les alcalino-salines conviennent aux arthritiques, les ferrugineuses aux lympho-anémiques, les sulfureuses aux syphilitiques et aux saturnins. Il faut être prudent dans l'eau prise en boisson et contrôler toujours par l'analyse, les résultats de la cure.

Par tous ces moyens, nous assurons la guérison *fonctionnelle*, sinon anatomique : nous maintenons le rein dans un état d'équilibre compensateur compatible avec la vie et même avec la santé. En quoi consistent, au total, tous ces efforts thérapeutiques ? A empêcher, à retarder *l'urémie*. On reconnaît la menace de cette redoutable complication aux phénomènes suivants : insuffisance du volume des urines, avec diminution de l'urée et des chlorures, mal de tête profond et persistant, vue brumeuse ou double, parfois avec sensations lumineuses ; secousses des membres et tressaillements des tendons, saignements de nez répétés, fatigue et prostration, pâleur maladive des tissus, douleurs musculo-articulaires, impuissance, vertiges (il semble à certains malades qu'ils voient, dans la rue, les passants marcher la tête en bas).

L'asthme et l'angine de poitrine, à accès surtout nocturnes, ne sont point rares dans la néphrite interstitielle : ce sont des manifestations toxiques, justiciables d'un régime sévère. Le malade se trouve, du reste, en un état latent d'*instabilité*, qu'il faut, à tout prix, éviter de rompre. Aussi, le surmenage, les émotions nerveuses doivent lui être soigneusement épargnés, dans un but prophylactique.

Huchard définit la cure de l'urémie par *les trois lavages :* d'intestin, estomac et peau. En pratique, avec beaucoup d'eau tiède administrée en lavements et en boisson ; avec des frictions énergiques et des sudations par les bouillottes et couvertures ; avec la diète lactée, additionnée de lactate de strontium, j'ai su éviter, dans ma pratique d'un quart de siècle, bien de périlleuses alertes.

Lancereaux observe que les lésions anatomiques de l'urémie sont surtout concentrées sur le tube digestif. C'est sur cet innocent que pèse surtout le lourd fardeau de la suppléance rénale. C'est pourquoi nous devons respecter la diarrhée et les vomissements des albuminuriques, comme revêtus d'un caractère sacro-saint et providentiel. J'ajoute que j'ai même pour coutume de les favoriser, par l'usage de quelques vomitifs ou drastiques dilués. En deux fois, à deux heures d'intervalle, je donne un mélange de 500 grammes d'eau distillée, 45 grammes de sulfate de soude et 5 centigrammes d'émétique. Le jour suivant, je prescris, espacés à trois reprises, trois cachets ainsi composés :

    Jaborandi pulv.................. 0. 60
    Benzonaphtol................... 0. 40
        M. pour un cachet.

Si le cœur est dégénéré, je songe à la théobromine et à la caféine, à la strophantine et à la digitaline, lorsque les caféiques se montrent impuissants.

Quand l'urémique est dans le coma, on lui donne de l'éther par la bouche et par la peau et l'on pratique une saignée de 500 gr. suivie d'injection sous-cutanée de 500 gr. de sérum artificiel, afin de laver le sang de ses poisons. Les inhalations d'oxygène sont aussi très rationnelles.

Quant à l'urémie de la grossesse ou *éclampsie,* ou l'envisage assez volontiers, actuellement, comme le fait d'une albuminurie toxique provenant de la présence, au cours de la gestation, de minuscules débris ovulaires qui lèsent les épithéliums du rein. Nicholson affirme que la thyroïdine neutralise cet empoisonnement spécial et remédie ainsi à l'éclampsie : l'avenir nous dira ce qu'il faut penser de ces prétentions et de cette théorie.

Doit-on faire cesser l'allaitement des mères albuminuriques ? Commandeur déclare que l'enfant n'est pas incommodé par la maladie et que cette dernière ne s'aggrave point du fait de la lactation. Toutefois, j'estime qu'il faut surveiller, de près, l'enfant et la mère, afin de suspendre l'allaitement, s'il paraît exercer, sur leur santé à tous deux, une influence défavorable.

Dr E. MONIN.

FIN

TABLE DES MATIÈRES

Le Mans. — Association ouvrière, 5, rue du Porc-Epic.